CW01018039

DIMAGRISCI IN FRETTA: LA DIETA A BASSO CONTENUTO CALORICO

Tom Lockes

Titolo: Dimagrisci in fretta: la dieta a basso contenuto calorico

Autore: Tom Lockes

Prima edizione: ottobre 2023

Disclaimer

Le informazioni contenute in questo libro sono fornite a scopo informativo e educativo e non sostituiscono il consiglio, la diagnosi o il trattamento medico professionale. Se hai dubbi o domande sulla tua salute, è fondamentale che tu ti consulti con un medico o un altro operatore sanitario qualificato.

Sebbene ogni sforzo sia stato fatto per assicurare l'accuratezza delle informazioni, l'autore e l'editore declinano ogni responsabilità per errori, omissioni o effetti avversi derivanti dall'uso delle informazioni contenute in questo libro.

Introduzione

- La Filosofia della Dieta a Basso Contenuto Calorico

- Perché Scegliere una Dieta a Basso Contenuto Calorico?

Capitolo 1: Fondamenti della Dieta a Basso Contenuto Calorico

- Comprendere le Calorie

- Benefici per la Salute e il Benessere

- Miti e Fatti

Capitolo 2: Pianificazione e Preparazione

- Come Iniziare: Preparazione Mentale e Fisica

- Impostare Obiettivi Realistici

- La Spesa Ideale: Cosa Comprare e Cosa Evitare

Capitolo 3: Principi di Nutrizione e Alimentazione

- Macronutrienti e Micronutrienti

- Bilanciare i Nutrienti in una Dieta a Basso Contenuto Calorico
- Idoneità per Diverse Esigenze e Condizioni

Capitolo 4: Ricette e Suggerimenti per i Pasti

- Colazione: Iniziare la Giornata con Energia
- Pranzo: Pasti Sani e Sazi
- Cena: Leggerezza e Gusto
- Snack e Spuntini: Opzioni Salutari

Capitolo 5: Affrontare le Sfide e Mantenere la Motivazione

- Superare Ostacoli Comuni
- Trucchi e Consigli per Mantenere la Dieta
- Storie di Successo e Casistiche

Capitolo 6: Esercizio Fisico e Dieta a Basso Contenuto Calorico

- L'Importanza dell'Attività Fisica
- Esercizi Consigliati

- Integrare Esercizio e Alimentazione

Capitolo 7: Sostenibilità e Dieta a Lungo Termine

- Come Mantenere la Dieta nel Tempo

- Gestire le Occasioni Speciali e le Uscite

- Ascoltare il Proprio Corpo

Conclusione

- Riepilogo e Riflessioni Finali

- Prossimi Passi e Risorse Utili

Introduzione

La Filosofia della Dieta a Basso Contenuto Calorico

Benvenuto nel viaggio verso un nuovo te, un percorso che inizia non solo con una scelta alimentare, ma con una filosofia di vita. La dieta a basso contenuto calorico non è soltanto un regime alimentare, è una porta verso un benessere che abbraccia corpo e mente. In queste pagine, ti accompagneremo alla scoperta di come piccoli cambiamenti nelle tue abitudini quotidiane possano trasformarsi in benefici duraturi per la tua salute.

La dieta a basso contenuto calorico si basa su un principio semplice: consumare meno calorie di quelle che il nostro corpo brucia. Tuttavia, questa semplicità nasconde una profondità sorprendente. È un invito a riscoprire il cibo, a sperimentare con nuovi sapori e ingredienti, a riconnettersi con il ritmo naturale del nostro corpo e a imparare a nutrirlo nel modo più salutare e sostenibile.

In questo percorso, imparerai a distinguere tra calorie vuote e nutrienti essenziali, a comprendere l'importanza del bilanciamento dei macronutrienti e a sviluppare un nuovo rapporto con il cibo. Ti mostreremo come una dieta a basso contenuto calorico possa essere non solo efficace per il controllo del peso, ma anche incredibilmente varia, gustosa e gratificante.

Attraverso le pagine di questo libro, esploreremo insieme come una corretta alimentazione possa influenzare positivamente non solo il tuo aspetto fisico, ma anche il tuo umore, la tua energia e la tua salute generale. Ti offriremo strumenti pratici e consigli basati su evidenze scientifiche per aiutarti a intraprendere questo cammino con sicurezza e consapevolezza.

Ricorda, la chiave non sta nel privarsi, ma nel fare scelte più intelligenti. È un percorso che richiede impegno e dedizione, ma i benefici che ne derivano sono tanto ampi quanto duraturi. Sei pronto a iniziare questo viaggio? Il primo passo parte da qui.

Perché Scegliere una Dieta a Basso Contenuto Calorico?

Se ti stai chiedendo perché dovresti considerare una dieta a basso contenuto calorico, la risposta è semplice: è uno dei modi più efficaci e sostenibili per migliorare la tua salute e il tuo benessere generale. Questo approccio alimentare non è solo una soluzione per il controllo del peso, ma una strategia complessiva per una vita più sana.

1. Gestione del Peso Sostenibile: Una dieta a basso contenuto calorico, se seguita correttamente, può portare a una perdita di peso graduale e costante. Ciò è particolarmente importante per mantenere il peso nel tempo, riducendo il rischio di "effetto yo-yo" spesso associato a diete più drastiche.

2. Miglioramento della Salute Generale: Ridurre l'apporto calorico può avere effetti positivi su diversi aspetti della tua salute. Studi hanno dimostrato che può ridurre il rischio di malattie croniche come il diabete di tipo 2, malattie cardiache e alcune forme di cancro.

3. Aumento dell'Energia e del Benessere: Una dieta ben pianificata a basso contenuto calorico può aumentare i livelli di energia e migliorare il benessere generale. Nutrendo il tuo corpo con cibi ricchi di nutrienti e a basso contenuto calorico, ti sentirai più energico e attivo durante la giornata.

4. Longevità e Invecchiamento Sano: Alcune ricerche suggeriscono che una riduzione dell'apporto calorico può avere effetti benefici sull'invecchiamento e potenzialmente aumentare la longevità. Questo è legato alla diminuzione dello stress ossidativo e all'infiammazione nel corpo.

5. Maggiore Consapevolezza Alimentare: Adottare una dieta a basso contenuto calorico ti incoraggia a diventare più consapevole di ciò che mangi. Imparerai a fare scelte alimentari più informate, prestando attenzione alla qualità del cibo oltre che alla quantità.

6. Flessibilità e Variazione: A differenza di molte diete restrittive, una dieta a basso contenuto calorico offre una notevole flessibilità. Puoi goderti una vasta gamma di alimenti, purché siano nel contesto di un bilancio calorico controllato.

7. Miglioramento della Salute Mentale: C'è una forte connessione tra dieta e salute mentale. Una dieta equilibrata a basso contenuto calorico può aiutare a migliorare l'umore e a ridurre i sintomi di ansia e depressione.

Capitolo 1: Fondamenti della Dieta a Basso Contenuto Calorico

Comprendere le Calorie

Iniziamo il nostro viaggio esplorando il concetto fondamentale alla base di una dieta a basso contenuto calorico: le calorie. Una caloria è una unità di misura che indica l'energia fornita dal cibo al nostro corpo. Questa energia è essenziale per mantenere in funzione il nostro organismo, ma è il bilancio tra l'energia consumata e quella spesa che determina il nostro peso e la nostra salute generale.

Cos'è una Caloria?

- Una caloria è la quantità di energia necessaria per aumentare la temperatura di un grammo di acqua di un grado Celsius. Nel contesto alimentare, ci riferiamo a calorie per indicare quanta energia i cibi forniscono al nostro corpo.

Calorie e Peso Corporeo:

- Il peso corporeo è influenzato dall'equilibrio calorico. Se consumi più calorie di quante ne bruci, il corpo le immagazzina sotto forma di grasso, portando ad un aumento di peso. Al contrario, se consumi meno calorie di quelle che il tuo corpo richiede, utilizzerà le riserve di grasso per ottenere energia, portando alla perdita di peso.

Calorie Vuote vs Calorie Nutrienti:

- Non tutte le calorie sono uguali. Le "calorie vuote" provengono da cibi con poco o nessun valore nutrizionale, come zuccheri raffinati e grassi saturi. Le "calorie nutrienti", invece, provengono da cibi ricchi di vitamine, minerali e altri nutrienti essenziali. Una dieta a basso contenuto calorico si concentra sul ridurre le calorie vuote e aumentare l'assunzione di calorie nutrienti.

Calcolo del Consumo Calorico:

- Per seguire una dieta a basso contenuto calorico, è utile comprendere il tuo fabbisogno calorico giornaliero. Questo varia in base a età, sesso, peso, altezza e livello di attività fisica. Esistono diverse formule, come quella di Harris-Benedict, per stimare il tuo fabbisogno calorico.

Letture delle Etichette Alimentari:

- Imparare a leggere le etichette alimentari è un'abilità fondamentale. Queste forniscono informazioni importanti sul contenuto calorico e sulla composizione nutrizionale degli alimenti, aiutandoti a fare scelte più consapevoli.

Nel prossimo sottocapitolo, esploreremo i benefici per la salute e il benessere che derivano dal seguire una dieta a basso contenuto calorico, e come può influire positivamente sulla tua vita quotidiana.

Benefici per la Salute e il Benessere

Dopo aver compreso cosa sono le calorie e come influenzano il nostro corpo, è importante esplorare i benefici che una dieta a basso contenuto calorico può offrire alla tua salute e al tuo benessere generale. Questo approccio non è solo un metodo per la perdita di peso, ma un cambiamento dello stile di vita che può avere effetti positivi profondi e duraturi.

1. Controllo del Peso:

- Uno dei benefici più evidenti di una dieta a basso contenuto calorico è la capacità di gestire efficacemente il peso corporeo. Riducendo l'apporto calorico, il corpo inizia a utilizzare le riserve di grasso per l'energia, portando a una perdita di peso graduale e sostenibile.

2. Riduzione del Rischio di Malattie Croniche:

- Seguire una dieta a basso contenuto calorico può ridurre il rischio di sviluppare malattie croniche come diabete di tipo 2, ipertensione, malattie cardiache e alcuni tipi di cancro. Questo è dovuto in parte alla perdita di peso e alla riduzione dell'infiammazione nel corpo.

3. Miglioramento della Salute del Cuore:

- Una dieta a basso contenuto calorico, ricca di frutta, verdura, cereali integrali e grassi sani, può aiutare a migliorare la salute del cuore, riducendo il colesterolo, la pressione sanguigna e migliorando la circolazione.

4. Aumento dell'Energia e Miglioramento del Metabolismo:

- Ridurre l'assunzione di cibi ad alto contenuto calorico e ricchi di zuccheri e grassi può portare a un aumento dell'energia e a un miglioramento del metabolismo. Ciò si traduce in maggiore vitalità e una capacità migliore di gestire le attività quotidiane.

5. Miglioramento della Funzione Cognitiva:

- Studi hanno indicato che una dieta equilibrata a basso contenuto calorico può avere effetti positivi sulla funzione cognitiva, inclusa una migliore memoria e capacità di concentrazione.

6. Miglioramento della Qualità del Sonno:

- Il sovrappeso e la cattiva alimentazione possono influenzare negativamente la qualità del sonno.

Una dieta a basso contenuto calorico può aiutare a migliorare la qualità del sonno, riducendo problemi come l'apnea notturna e l'insonnia.

7. Incremento dell'Autostima e del Benessere Psicologico:

- Il miglioramento dell'aspetto fisico, unito ai benefici per la salute, può portare a un aumento dell'autostima e a una sensazione generale di benessere.

Miti e Fatti

Nel mondo delle diete e della nutrizione, circolano numerosi miti e informazioni errate, specialmente riguardo alle diete a basso contenuto calorico. È essenziale separare i fatti dai miti per seguire questo percorso con sicurezza e conoscenza. Ecco alcuni dei miti più comuni, accompagnati dai fatti per chiarire ogni dubbio.

Mito 1: Mangiare Meno Calorie Rallenta il Metabolismo

- Fatto: Sebbene una restrizione calorica estrema possa influenzare il metabolismo, una riduzione moderata e controllata delle calorie non causa un rallentamento significativo del metabolismo. È importante seguire una dieta equilibrata e non ridurre drasticamente l'apporto calorico.

Mito 2: Le Dieta a Basso Contenuto Calorico Sono Sempre Noiose e Restrittive

- Fatto: Questa dieta può essere incredibilmente varia e gustosa. Concentrandosi su cibi ricchi di nutrienti e a basso contenuto calorico, come frutta, verdura, proteine magre e cereali integrali, si può godere di un'ampia varietà di alimenti deliziosi e soddisfacenti.

Mito 3: Bisogna Contare Ogni Singola Caloria per Avere Successo

- Fatto: Sebbene tenere traccia delle calorie possa essere utile, non è necessario contare ogni singola caloria per riuscire. È più importante comprendere le porzioni e scegliere alimenti nutrienti e a basso contenuto calorico.

Mito 4: Una Dieta a Basso Contenuto Calorico Provoca Sempre Fame

- Fatto: Scegliendo cibi ricchi di fibre e proteine, si può aumentare la sazietà e ridurre la sensazione di fame. Integrare la dieta con snack salutari e acqua può anche aiutare a controllare l'appetito.

Mito 5: I Carboidrati Sono Nemici in una Dieta a Basso Contenuto Calorico

- Fatto: I carboidrati sono una fonte essenziale di energia. La chiave è scegliere carboidrati complessi, come cereali integrali, che forniscono energia duratura e sono ricchi di fibre.

Mito 6: La Perdita di Peso È Immediata

- Fatto: La perdita di peso sostenibile avviene gradualmente. Una perdita di peso rapida può essere insalubre e spesso non sostenibile a lungo termine.

Mito 7: Una Volta Raggiunto il Peso Desiderato, Si Può Tornare a Mangiare "Normalmente"

- Fatto: La dieta a basso contenuto calorico è più un cambiamento dello stile di vita che una soluzione temporanea. Mantenere abitudini alimentari sane dopo aver raggiunto il peso desiderato è cruciale per conservare i benefici a lungo termine.

Capitolo 2: Pianificazione e Preparazione

Come Iniziare: Preparazione Mentale e Fisica

Il successo di una dieta a basso contenuto calorico inizia con una preparazione adeguata, sia mentale che fisica. Prima di immergerti nelle specifiche di cosa mangiare e come esercitarti, è fondamentale impostare il terreno giusto per il cambiamento. Qui, esploreremo come prepararti mentalmente e fisicamente per questo viaggio, garantendo così una transizione fluida e sostenibile verso uno stile di vita più sano.

1. Mentalità e Motivazione:

- Prima di iniziare, rifletti sulle tue motivazioni per seguire una dieta a basso contenuto calorico. Che sia per la salute, il benessere o l'estetica, avere obiettivi chiari può fornire la motivazione necessaria per perseverare nei momenti difficili.

- Accetta che ci saranno sfide e impara a vederle come opportunità di crescita piuttosto che come ostacoli.

2. Impostazione degli Obiettivi:

- Stabilisci obiettivi realistici e raggiungibili. Invece di concentrarti solo sulla perdita di peso, considera obiettivi come migliorare l'energia, dormire meglio o sentirsi più sani.

- Usa il metodo SMART (Specifici, Misurabili, Raggiungibili, Rilevanti, Temporizzati) per definire gli obiettivi.

3. Preparazione dell'Ambiente:

- Prepara il tuo ambiente per supportare il tuo nuovo stile di vita. Questo può includere pulire la dispensa e il frigorifero dai cibi ad alto contenuto calorico e scarse proprietà nutritive, e rifornirli con alternative più sane.

- Considera di avere a disposizione strumenti utili come bilance da cucina, contenitori per il cibo e una borraccia per mantenerti idratato.

4. Pianificazione dei Pasti e della Lista della Spesa:

- Inizia a pianificare i pasti in anticipo. Questo ti aiuterà a evitare decisioni alimentari impulsivi e meno salutari.

- Crea una lista della spesa basata sui tuoi piani alimentari, includendo ingredienti sani e nutrienti.

5. Supporto Sociale e Professionale:

- Informa famiglia e amici del tuo nuovo percorso e cerca il loro sostegno.

- Considera la possibilità di consultare un dietista o un nutrizionista per una guida personalizzata e per assicurarti che la tua dieta sia equilibrata e adatta alle tue esigenze.

6. Tenere un Diario Alimentare:

- Iniziare a tenere un diario alimentare può essere molto utile. Registra ciò che mangi, quanto mangi e come ti senti dopo aver mangiato. Questo può aiutarti a identificare modelli alimentari e aree di miglioramento.

Ricorda, la preparazione è la chiave per il successo.

Impostare Obiettivi Realistici

Quando si tratta di cambiare le abitudini alimentari e di stile di vita, impostare obiettivi realistici è fondamentale. Gli obiettivi realistici forniscono una direzione chiara e sono abbastanza raggiungibili da mantenere la motivazione alta. Ecco come puoi stabilire obiettivi efficaci per la tua dieta a basso contenuto calorico:

1. Obiettivi Specifici:

- Evita obiettivi vaghi come "voglio perdere peso". Invece, definisci esattamente cosa vuoi raggiungere, ad esempio, "voglio perdere 5 kg in 2 mesi" o "voglio mangiare almeno 3 porzioni di verdure al giorno".

2. Misurabilità:

- Assicurati che i tuoi obiettivi siano misurabili. Se il tuo obiettivo è la perdita di peso, stabilisci quanto peso vuoi perdere e in quale lasso di tempo. Se è migliorare la tua alimentazione, decide quali specifici cambiamenti vuoi vedere, come ridurre lo zucchero aggiunto o aumentare l'assunzione di fibre.

3. Raggiungibilità:

- Gli obiettivi devono essere sfidanti ma raggiungibili. Se poni obiettivi troppo elevati, potresti scoraggiarti facilmente. Se il tuo obiettivo finale sembra troppo grande, suddividilo in obiettivi più piccoli e gestibili.

4. Rilevanza:

- I tuoi obiettivi dovrebbero essere importanti per te e rilevanti per il tuo stile di vita. Se un obiettivo non si allinea con i tuoi valori o la tua vita quotidiana, sarà difficile mantenerlo a lungo termine.

5. Temporizzazione:

- Stabilisci una scadenza ragionevole per i tuoi obiettivi. Avere una scadenza può aumentare il senso di urgenza e motivazione, ma assicurati che sia realistica.

6. Flessibilità:

- Mentre è importante essere coerenti, è altrettanto cruciale essere flessibili. La vita può portare imprevisti, quindi essere disposti ad adattarsi e modificare gli obiettivi quando necessario è fondamentale.

7. Celebra i Piccoli Successi:

- Ogni passo verso il tuo obiettivo è un successo. Celebrare i piccoli traguardi ti aiuterà a mantenere la motivazione e a riconoscere il tuo progresso.

8. Rivaluta e Adegua:

- Rivaluta periodicamente i tuoi obiettivi e apporta le modifiche necessarie in base ai tuoi progressi e alle tue esperienze.

La Spesa Ideale: Cosa Comprare e Cosa Evitare

Fare la spesa può essere un'esperienza travolgente, specialmente quando stai cercando di attenerti a una dieta a basso contenuto calorico. Tuttavia, con un po' di pianificazione e conoscenza, puoi trasformare la tua spesa in un'opportunità per nutrire il tuo corpo con cibi sani e gustosi. Ecco alcuni consigli su cosa comprare e cosa evitare quando fai la spesa:

1. Frutta e Verdura:

- Poni un'enfasi speciale su frutta e verdura fresche. Sono ricche di nutrienti, fibre e hanno un basso contenuto calorico.

- Varia i colori e i tipi per garantire un ampio spettro di vitamine e minerali.

2. Proteine Magre:

- Scegli fonti di proteine magre come pollo, tacchino, pesce, legumi e uova.

- Queste proteine aiutano a costruire e mantenere la massa muscolare, soprattutto se stai anche aumentando l'attività fisica.

3. Cereali Integrali:

- Preferisci cereali integrali come avena, riso integrale, quinoa e pane integrale.

- I cereali integrali sono ricchi di fibre, che aiutano a mantenerti sazio più a lungo.

4. Prodotti Lattiero-Caseari a Basso Contenuto di Grassi:

- Opta per latte, yogurt e formaggi a basso contenuto di grassi.

- Forniscono calcio e proteine mantenendo basso il contenuto calorico.

5. Grassi Sani:

- Includi fonti di grassi sani come avocado, noci, semi e oli di oliva o di canola.

- Questi grassi sono essenziali per la salute del cuore e possono aiutare a migliorare il profilo lipidico.

6. Snack e Dolci:

- Sii prudente con snack e dolci. Scegli opzioni a basso contenuto calorico o prepara in casa versioni più salutari.

- Evita snack ad alto contenuto di zuccheri, grassi saturi e calorie vuote.

7. Bevande:

- Preferisci acqua, tè non zuccherati e caffè.

- Limita le bevande zuccherate e alcoliche, che possono aggiungere molte calorie senza nutrienti.

8. Condimenti e Salse:

- Scegli condimenti leggeri o preparali in casa per controllare il contenuto di sale, zucchero e grassi.

- Evita salse e condimenti preconfezionati ad alto contenuto calorico.

9. Leggere le Etichette:

- Prenditi il tempo per leggere le etichette nutrizionali. Questo ti aiuterà a fare scelte più consapevoli e a evitare prodotti con ingredienti nascosti o indesiderati.

10. Pianifica Prima di Andare:

- Vai a fare la spesa con una lista ben definita per evitare acquisti impulsivi.

Capitolo 3: Principi di Nutrizione e Alimentazione

Macronutrienti e Micronutrienti

Per seguire una dieta a basso contenuto calorico efficace e salutare, è fondamentale comprendere i due principali tipi di nutrienti: i macronutrienti e i micronutrienti. Questa conoscenza ti aiuterà a fare scelte alimentari che non solo riducono l'apporto calorico, ma garantiscono anche che il tuo corpo riceva tutto ciò di cui ha bisogno per funzionare al meglio.

1. Macronutrienti:

- I macronutrienti sono i nutrienti di cui il nostro corpo ha bisogno in grandi quantità. Sono la fonte primaria di energia e comprendono carboidrati, proteine e grassi.

  - **Carboidrati:** Forniscono energia immediata. Scegli carboidrati complessi come cereali integrali, frutta e verdura, che forniscono energia duratura e contengono fibre.

- **Proteine:** Essenziali per la costruzione e riparazione dei tessuti. Includi fonti di proteine magre come carne bianca, pesce, legumi e prodotti lattiero-caseari a basso contenuto di grassi.

- **Grassi:** Importanti per la salute del cervello e del cuore. Opta per grassi insaturi provenienti da fonti come noci, semi, avocado e oli vegetali.

2. Micronutrienti:

- I micronutrienti sono nutrienti di cui abbiamo bisogno in quantità minori, ma sono altrettanto essenziali. Includono vitamine e minerali.

  - **Vitamine:** Sostanze organiche necessarie per processi vitali. Ogni vitamina ha funzioni specifiche, e una varietà di frutta e verdura può garantire un'ampia gamma di vitamine.

  - **Minerali:** Elementi inorganici cruciali per la salute delle ossa, la funzione muscolare, la salute del cuore e altro. Includono calcio, potassio, ferro, magnesio, tra gli altri.

3. Acqua:

- L'acqua è essenziale per quasi tutte le funzioni del corpo. Assicurati di bere a sufficienza ogni giorno per rimanere idratato, specialmente se aumenti l'attività fisica.

4. Bilanciamento dei Nutrienti:

- Un'alimentazione bilanciata è la chiave per una dieta a basso contenuto calorico sana. Assicurati che i tuoi pasti includano una buona combinazione di tutti e tre i macronutrienti, oltre a un'abbondanza di micronutrienti.

5. Evitare le Carenze Nutrizionali:

- Mentre riduci le calorie, è importante assicurarti di non privare il tuo corpo di nutrienti essenziali. Una dieta varia ed equilibrata può aiutare a prevenire carenze.

Bilanciare i Nutrienti in una Dieta a Basso Contenuto Calorico

Bilanciare correttamente i nutrienti è cruciale in una dieta a basso contenuto calorico. Questo non solo garantisce che stai ricevendo tutti i nutrienti necessari per la salute, ma può anche aiutarti a sentirsi sazio e soddisfatto, riducendo la tentazione di mangiare in eccesso. Ecco alcuni consigli su come bilanciare i nutrienti:

1. Proporzioni dei Macronutrienti:

- Un buon punto di partenza è mirare a una distribuzione equilibrata dei macronutrienti: circa 50-60% delle tue calorie dovrebbero provenire dai carboidrati, 20-30% dalle proteine e 20-30% dai grassi. Tuttavia, queste proporzioni possono variare in base alle esigenze individuali.

2. Scegliere Carboidrati di Qualità:

- Concentrati su carboidrati complessi come quelli presenti nella frutta, verdura e nei cereali integrali. Questi alimenti non solo forniscono energia a lungo termine, ma sono anche ricchi di fibre, che aiutano a mantenere la sensazione di sazietà.

3. Proteine in Ogni Pasto:

- Includere una fonte di proteine magre in ogni pasto aiuta a costruire e mantenere la massa muscolare, soprattutto se stai facendo esercizio fisico. Le proteine sono anche fondamentali per la sazietà.

4. Grassi Sani:

- Non eliminare completamente i grassi. I grassi sani, come quelli presenti nell'olio d'oliva, nell'avocado e nelle noci, sono essenziali per la salute del cervello e del cuore. Tuttavia, moderane il consumo per mantenere il contenuto calorico sotto controllo.

5. Variazione dei Micronutrienti:

- Per garantire un'ampia gamma di micronutrienti, consuma una varietà di alimenti di diversi colori. Ogni colore nella frutta e nella verdura rappresenta diverse vitamine, minerali e antiossidanti.

6. Attenzione alle Porzioni:

- Bilanciare i nutrienti significa anche prestare attenzione alle porzioni. Anche i cibi sani possono portare a un eccesso di calorie se consumati in grandi quantità.

7. Ascolta il Tuo Corpo:

- Ogni persona è unica, quindi ascolta il tuo corpo e regola la tua dieta di conseguenza. Se ti senti stanco o affamato, potresti aver bisogno di regolare le tue proporzioni di macronutrienti.

8. Consulenza Professionale:

- Considera di consultare un dietista o un nutrizionista per aiutarti a personalizzare il tuo equilibrio di nutrienti in base alle tue esigenze specifiche, soprattutto se hai condizioni mediche particolari.

Diet book author

Idoneità per Diverse Esigenze e Condizioni

Una dieta a basso contenuto calorico può essere adattata per soddisfare una vasta gamma di esigenze e condizioni. Che tu stia cercando di perdere peso, gestire una condizione medica, o semplicemente migliorare la tua salute generale, è possibile personalizzare il tuo approccio alimentare per ottenere i migliori risultati. Ecco alcuni suggerimenti su come adattare una dieta a basso contenuto calorico a diverse situazioni:

1. Perdita di Peso:

- Se il tuo obiettivo è la perdita di peso, concentra la tua dieta su alimenti a bassa densità calorica, come frutta e verdura, che ti permettono di mangiare volumi maggiori senza eccedere nelle calorie.

- Monitora le porzioni e riduci gradualmente l'apporto calorico senza compromettere il consumo di nutrienti essenziali.

2. Gestione del Diabete:

- Se hai il diabete, è importante controllare l'apporto di carboidrati e assicurarsi che siano di alta qualità (come cereali integrali, frutta e verdura).

- Bilancia i carboidrati con proteine e grassi sani per stabilizzare i livelli di zucchero nel sangue.

3. Salute del Cuore:

- Per una salute ottimale del cuore, includi nella tua dieta grassi sani come quelli trovati nel pesce, nell'olio d'oliva e nelle noci.

- Riduci il consumo di grassi saturi e trans, che possono aumentare il colesterolo e il rischio di malattie cardiache.

4. Aumento dell'Energia:

- Per migliorare i livelli di energia, assicurati che la tua dieta includa una buona quantità di carboidrati complessi, proteine e grassi sani.

- Evita i picchi e le cadute di zucchero nel sangue limitando gli zuccheri semplici e i cibi altamente lavorati.

5. Età Avanzata:

- Nelle persone anziane, è importante concentrarsi sulla densità nutritiva, assicurando un adeguato apporto di proteine per mantenere la massa muscolare e la forza.

- La vitamina D, il calcio e la fibra sono particolarmente importanti per sostenere la salute delle ossa e la funzionalità intestinale.

6. Attività Fisica:

- Se sei fisicamente attivo, potresti aver bisogno di più calorie per supportare il tuo livello di attività. Concentrati su carboidrati complessi per l'energia e proteine magre per il recupero muscolare.

- L'idratazione è fondamentale, quindi assicurati di bere a sufficienza, soprattutto durante e dopo l'esercizio fisico.

7. Considerazioni Alimentari Specifiche:

- Per coloro che seguono diete vegetariane o vegane, è importante trovare fonti alternative di proteine come legumi, noci e semi.

- Assicurati di includere una varietà di alimenti per garantire un'ampia gamma di nutrienti essenziali.

Ricorda, la personalizzazione è la chiave. Considera le tue esigenze individuali, preferenze e qualsiasi condizione medica esistente quando pianifichi la tua dieta a basso contenuto calorico. Nel prossimo capitolo, ci immergeremo nel mondo delle ricette e dei suggerimenti per i pasti, fornendoti idee appetitose e nutrienti per i tuoi piatti quotidiani.

Capitolo 4: Ricette e Suggerimenti per i Pasti

Colazione: Iniziare la Giornata con Energia

La colazione è spesso considerata il pasto più importante della giornata. Una colazione bilanciata può darti l'energia necessaria per iniziare la giornata e aiutarti a evitare di mangiare troppo più tardi. Ecco alcune idee per colazioni a basso contenuto calorico che sono sia nutrienti sia deliziose.

1. Porridge d'Avena:

- Prepara un porridge d'avena con latte magro o una bevanda vegetale. Aggiungi frutta fresca, come bacche o fette di banana, per dolcificare naturalmente. Guarnisci con una manciata di noci per aggiungere grassi sani e proteine.

2. Frullati Proteici:

- Crea un frullato nutriente con spinaci, una banana, proteine in polvere, e una bevanda vegetale o latte magro. È un'ottima opzione per chi ha poco tempo la mattina.

3. Uova e Verdure:

- Prova una frittata leggera o uova strapazzate con verdure come spinaci, pomodori e funghi. Servi con una fetta di pane integrale per un pasto bilanciato.

4. Yogurt Greco e Frutta:

- Combina yogurt greco a basso contenuto di grassi con frutta fresca e un cucchiaio di muesli o cereali integrali per una colazione ricca di proteine e fibre.

5. Pancake Integrali:

- Prepara pancake utilizzando farina integrale e dolcificandoli con purea di banana o mela. Servili con frutta fresca e una piccola quantità di sciroppo d'acero puro o miele.

Queste opzioni per la colazione non solo sono sazianti e salutari, ma offrono anche la varietà necessaria per mantenere la tua dieta a basso contenuto calorico interessante e gustosa.

Pranzo: Pasti Sani e Sazi

Il pranzo è un'ottima opportunità per ricaricare le energie nel mezzo della giornata. Un pasto equilibrato può aiutarti a mantenere la concentrazione e ad evitare stanchezza nel pomeriggio. Ecco alcune idee per pranzi a basso contenuto calorico che sono sia nutrienti sia gustosi.

1. Insalate Ricche:

- Prepara un'insalata nutriente con una base di verdure a foglia verde, come spinaci o lattuga romana. Aggiungi altre verdure colorate, una fonte di proteine magre come pollo grigliato o ceci, e un grasso sano come avocado o noci. Condisci con una vinaigrette fatta in casa o limone e olio d'oliva.

2. Zuppe e Minestre:

- Le zuppe sono un'ottima opzione per un pranzo leggero ma saziante. Prova zuppe a base di verdure, lenticchie o fagioli. Sono ricche di nutrienti e fibre, che aiutano a mantenerti sazio.

3. Wrap Integrali o Panini:

- Usa pane integrale, tortillas o wrap per preparare un panino o wrap salutare. Riempili con verdure fresche, una fonte di proteine magre come tacchino o tonno, e un condimento leggero.

4. Buddha Bowl:

- Crea un "Buddha Bowl" con una base di cereali integrali come quinoa o riso integrale, aggiungi varie verdure cotte o crude, una porzione di proteine come tofu grigliato o uova sode, e un condimento leggero.

5. Pasta Integrale con Salsa di Verdure:

- Scegli pasta integrale e condiscila con una salsa ricca di verdure, come pomodoro e melanzane o zucchine e peperoni. Aggiungi una fonte di proteine magre, come pollo o gamberetti, per un pasto completo.

Questi pasti per il pranzo non solo sono in linea con una dieta a basso contenuto calorico, ma sono anche versatili e possono essere facilmente adattati in base ai tuoi gusti e alle esigenze nutrizionali.

Cena: Leggerezza e Gusto

La cena è il momento ideale per chiudere la giornata con un pasto soddisfacente e nutriente. Optare per cene leggere a basso contenuto calorico può aiutare a prevenire l'ingestione di troppe calorie prima del riposo notturno, favorendo una digestione più facile e un sonno migliore. Ecco alcune idee per cene che coniugano leggerezza e gusto.

1. Pesce al Forno o alla Griglia:

- Il pesce è una scelta eccellente per la cena grazie al suo alto contenuto di proteine e grassi sani. Prova salmone, branzino, o orata al forno o alla griglia con un contorno di verdure cotte al vapore o arrosto.

2. Pollo o Tacchino alla Griglia:

- Carne bianca come pollo o tacchino è una grande fonte di proteine magre. Servili con un'insalata fresca o verdure grigliate per un pasto completo e leggero.

3. Tofu o Tempeh in Padella:

- Per un'opzione vegetariana, prova tofu o tempeh marinati e saltati in padella con una varietà di verdure. Aggiungi spezie o erbe per un sapore extra senza aggiungere calorie.

4. Zoodle (Spaghetti di Zucchine) con Sugo di Pomodoro:

- Sostituisci la pasta tradizionale con "zoodle", spaghetti fatti di zucchine, e condiscili con un sugo di pomodoro fatto in casa. Puoi aggiungere polpette di carne magra o funghi per una versione più ricca.

5. Insalata di Quinoa o Altri Cereali Integrali:

- Prepara un'insalata nutriente a base di quinoa, farro o orzo. Aggiungi verdure fresche, erbe, una fonte di proteine come fagioli o pollo, e un condimento leggero.

6. Stufati Leggeri e Curry:

- I stufati e i curry a base di verdure, legumi, e carne magra possono essere un'opzione confortante ma salutare per la cena. Usa latte di cocco leggero o brodo per una base meno calorica.

7. Frittate o Omelette:

- Una frittata o omelette ricca di verdure è un'opzione semplice e veloce per la cena. Aggiungi spinaci, pomodori, funghi, e una piccola quantità di formaggio a basso contenuto di grassi per un pasto equilibrato.

Queste idee per la cena sono non solo in linea con una dieta a basso contenuto calorico, ma offrono anche una grande varietà per soddisfare tutti i gusti.

Snack e Spuntini: Opzioni Salutari

Gli snack e gli spuntini possono essere una parte importante di una dieta a basso contenuto calorico, aiutando a gestire la fame e a mantenere stabili i livelli di energia durante il giorno. È importante scegliere snack che siano nutrienti e sazianti, evitando quelli ad alto contenuto calorico e con scarsi benefici nutrizionali. Ecco alcune opzioni salutari:

1. Frutta Fresca o Secca:

- La frutta è un'ottima opzione per uno snack. Scegli frutta fresca come mele, pere, bacche o agrumi. Anche la frutta secca è una buona scelta, ma presta attenzione alle porzioni, poiché è più densa di calorie.

2. Verdure con Hummus o Salsa Yogurt:

- Bastoncini di carote, cetrioli, peperoni o sedano accompagnati da hummus o una salsa a base di yogurt greco sono snack deliziosi e bassi in calorie.

3. Noci e Semi:

- Una piccola porzione di noci o semi è un'ottima fonte di grassi sani e proteine. Le mandorle, noci, semi di zucca o girasole sono ottime scelte. Ricorda di monitorare le porzioni poiché sono alimenti ad alta densità calorica.

4. Popcorn Aria:

- Il popcorn fatto in casa con aria calda è uno snack leggero e ricco di fibre. Evita di aggiungere troppo burro o sale per mantenere basso il contenuto calorico.

5. Barrette di Cereali Integrali:

- Scegli barrette di cereali integrali con un basso contenuto di zuccheri aggiunti e ricche di fibre. Leggere attentamente le etichette può aiutarti a fare una scelta salutare.

6. Yogurt Greco con Bacche:

- Un piccolo contenitore di yogurt greco con un pugno di bacche fresche è uno snack ricco di proteine e antiossidanti.

7. Formaggio Magro e Crackers Integrali:

- Una piccola porzione di formaggio a basso contenuto di grassi con alcuni crackers integrali può essere uno snack soddisfacente che fornisce sia carboidrati che proteine.

8. Smoothie di Frutta e Verdura:

- Prepara uno smoothie con frutta, verdura, e una bevanda vegetale o acqua. È un modo rinfrescante e nutriente per placare la fame.

Capitolo 5: Affrontare le Sfide e Mantenere la Motivazione

Superare Ostacoli Comuni

Adottare una dieta a basso contenuto calorico può presentare delle sfide. Capire e saper affrontare questi ostacoli è fondamentale per mantenere la motivazione e raggiungere i tuoi obiettivi di salute e benessere. Ecco alcuni ostacoli comuni e consigli su come superarli:

1. Gestione della Fame:

- La fame può essere un grande ostacolo. Per gestirla, assicurati di mangiare pasti bilanciati e snack ricchi di fibre e proteine che ti aiutano a sentirti sazio più a lungo.

- Bevi molta acqua, poiché a volte la sete può essere confusa con la fame.

2. Voglie di Cibo:

- Le voglie, specialmente per cibi zuccherati o grassi, sono normali. Invece di eliminarle completamente, trova alternative più sane o concediti occasionalmente un piccolo trattamento, controllando le porzioni.

- Identifica le cause delle tue voglie, come lo stress o la noia, e cerca strategie alternative per affrontarle.

3. Feste e Eventi Sociali:

- Gli eventi sociali possono rendere difficile attenersi alla tua dieta. Pianifica in anticipo scegliendo opzioni più salutari o mangiando un piccolo spuntino prima di andare a un evento per evitare eccessi.

- Non aver paura di rifiutare cortesemente cibi che non si allineano con i tuoi obiettivi nutrizionali.

4. Fatica e Mancanza di Tempo:

- La preparazione dei pasti può aiutare a gestire la fatica e la mancanza di tempo. Dedica del tempo durante il fine settimana per preparare e congelare i pasti in modo da averli pronti durante la settimana.

- Scegli ricette semplici e veloci che richiedono meno tempo e sforzo.

5. Plateau di Perdita di Peso:

- I plateau sono comuni in qualsiasi viaggio di perdita di peso. Se incontri un plateau, prova a variare il tuo esercizio fisico o a regolare leggermente l'apporto calorico.

- Ricorda, la perdita di peso non è sempre lineare. Sii paziente e mantieni la coerenza.

6. Mantenere la Motivazione:

- Per mantenere la motivazione, stabilisci obiettivi a breve termine e celebra i piccoli successi.

- Trova un partner di accountability o unisciti a un gruppo di supporto per condividere i tuoi progressi e le tue sfide.

7. Autocritica e Senso di Colpa:

- Evita di essere troppo duro con te stesso. Se hai un contrattempo, riconoscilo, impara da esso e vai avanti.

- Pratica l'auto-compassione e ricorda che ogni piccolo passo conta.

Trucchi e Consigli per Mantenere la Dieta

Mantenere una dieta a basso contenuto calorico a lungo termine può essere una sfida, ma con alcuni trucchi e consigli pratici, puoi rendere il processo più gestibile e piacevole. Ecco alcune strategie per aiutarti a restare fedele al tuo piano alimentare:

1. Preparazione dei Pasti:

- Dedicare del tempo alla preparazione dei pasti può semplificare la tua settimana. Prepara e confeziona i pasti in anticipo per evitare di ricorrere a opzioni meno salutari quando sei di fretta.

- Sperimenta con diverse ricette per mantenere l'interesse e la varietà nel tuo piano alimentare.

2. Registra i Tuoi Alimenti:

- Tenere un diario alimentare può aiutarti a essere consapevole delle tue abitudini alimentari e a identificare aree in cui potresti migliorare.

- Usa app di tracciamento degli alimenti o un semplice quaderno per registrare ciò che mangi.

3. Trova Sostituti Sani:

- Trova alternative più sane ai tuoi cibi preferiti. Ad esempio, usa yogurt greco al posto della panna acida o frutta fresca invece di dolci zuccherati.

- Sperimenta con spezie e erbe per aggiungere sapore ai tuoi piatti senza calorie aggiuntive.

4. Ascolta il Tuo Corpo:

- Impara a riconoscere i segnali di fame e sazietà del tuo corpo. Mangia quando hai fame e smetti quando ti senti confortevolmente sazio.

- Evita di mangiare per emozione o per noia; cerca alternative come passeggiare o parlare con un amico.

5. Stabilisci una Routine:

- Avere una routine può aiutare a mantenere la tua dieta. Cerca di mangiare a orari regolari e non saltare i pasti, il che può portare a scelte alimentari impulsive.

6. Bere Acqua:

- A volte, la confusione tra fame e sete può portare a mangiare in eccesso. Assicurati di bere abbastanza acqua durante il giorno.

7. Equilibrio e Moderazione:

- Non privarti completamente dei cibi che ami. Permettiti occasionalmente un trattamento, ma in porzioni controllate.

- Ricorda che la moderazione è la chiave per una dieta sostenibile a lungo termine.

8. Ricerca il Supporto:

- Avere il supporto di amici, familiari o di un gruppo può fare una grande differenza. Condividi i tuoi obiettivi e i tuoi successi con loro.

Capitolo 6: Esercizio Fisico e Dieta a Basso Contenuto Calorico

L'Importanza dell'Attività Fisica

Mentre una dieta a basso contenuto calorico è fondamentale per la perdita di peso e il mantenimento della salute, l'esercizio fisico gioca un ruolo cruciale nel supportare questi obiettivi. Integrare l'attività fisica nella tua routine può migliorare significativamente i risultati della dieta, oltre a offrire numerosi altri benefici per la salute.

1. Benefici dell'Esercizio Fisico:

- L'attività fisica aiuta a bruciare calorie e a costruire muscoli, aumentando il metabolismo e facilitando la perdita di peso o il mantenimento del peso ideale.

- L'esercizio regolare migliora la salute del cuore, aumenta l'energia, rinforza le ossa, riduce il rischio di malattie croniche e migliora la salute mentale e il benessere.

2. Trovare il Giusto Tipo di Esercizio:

- Scegli attività che ti piacciono. Che sia camminare, andare in bicicletta, nuotare, fare yoga o sollevare pesi, l'importante è muoversi regolarmente.

- Varia le tue attività per lavorare su diversi gruppi muscolari e per evitare la monotonia.

3. Frequenza e Intensità:

- L'Organizzazione Mondiale della Sanità raccomanda almeno 150 minuti di attività fisica moderata o 75 minuti di attività vigorosa a settimana per gli adulti.

- Inizia gradualmente e aumenta l'intensità e la durata nel tempo, in base al tuo livello di fitness e ai tuoi obiettivi.

4. Abbinare Esercizio e Dieta:

- Assicurati di nutrire adeguatamente il tuo corpo in base al tuo livello di attività fisica. Ciò include un adeguato apporto di proteine per la riparazione e la crescita muscolare, carboidrati complessi per l'energia e grassi sani.

- Evita di esagerare con l'esercizio o di seguire una dieta troppo restrittiva, che può portare a stanchezza e potenziali infortuni.

5. Ascoltare il Tuo Corpo:

- Presta attenzione ai segnali del tuo corpo. Se ti senti stanco o hai dolore, concediti un riposo o una giornata di recupero.

- L'equilibrio tra attività e riposo è fondamentale per evitare il sovrallenamento e per ottenere i migliori risultati.

6. Stabilire Routine Consistenti:

- Cercare di inserire l'esercizio fisico come parte della tua routine quotidiana. Anche brevi sessioni di attività, come una passeggiata di 30 minuti, possono fare la differenza.

7. Valutare i Progressi:

- Tieni traccia dei tuoi progressi nell'esercizio fisico, sia in termini di intensità che di durata. Questo può essere molto motivante e può aiutarti a regolare il tuo programma di allenamento per continuare a migliorare.

Esercizi Consigliati

Per sfruttare al meglio i benefici dell'attività fisica in combinazione con una dieta a basso contenuto calorico, è importante scegliere esercizi che si adattino al tuo stile di vita, ai tuoi interessi e al tuo livello di fitness. Ecco alcuni esercizi consigliati che possono essere integrati in vari programmi di allenamento.

1. Cardiovascolari:

- Attività come camminare, correre, nuotare o andare in bicicletta sono ottimi esercizi cardiovascolari. Aiutano a bruciare calorie, migliorano la salute del cuore e aumentano la resistenza.

- Inizia con sessioni brevi e aumenta gradualmente la durata e l'intensità.

2. Allenamento di Forza:

- L'allenamento di forza, come sollevamento pesi o esercizi a corpo libero (ad esempio, flessioni o squat), è essenziale per costruire e mantenere la massa muscolare, che a sua volta aiuta a bruciare più calorie anche a riposo.

- Include l'allenamento di forza 2-3 volte a settimana, lavorando su tutti i principali gruppi muscolari.

3. Allenamento a Intervalli ad Alta Intensità (HIIT):

- Il HIIT alterna brevi periodi di attività intensa con periodi di riposo o attività meno intensa. È un modo efficace per bruciare calorie in meno tempo.

- Questo tipo di allenamento è adatto a chi ha già un buon livello di fitness.

4. Esercizi di Flessibilità e Equilibrio:

- Pratiche come yoga o Pilates non solo migliorano la flessibilità e l'equilibrio, ma possono anche aiutare a ridurre lo stress e migliorare la consapevolezza del corpo.

- Questi esercizi sono ottimi per giorni di recupero o come complemento ad altre forme di attività fisica.

5. Attività Quotidiane:

- Non sottovalutare l'importanza delle attività quotidiane, come fare le scale, camminare anziché guidare per tragitti brevi o fare giardinaggio. Questi piccoli cambiamenti possono sommarsi a benefici significativi nel tempo.

6. Ascolta il Tuo Corpo:

- Ricorda che ogni persona è unica, quindi ascolta il tuo corpo. Se un esercizio non si adatta bene o causa dolore, cerca alternative che siano più confortevoli per te.

7. Coerenza:

- L'aspetto più importante è la coerenza. Trova un ritmo e una routine di esercizio che puoi mantenere a lungo termine per i migliori risultati.

Integrare Esercizio e Alimentazione

Per ottenere i massimi benefici sia dalla tua dieta a basso contenuto calorico che dall'esercizio fisico, è fondamentale integrare questi due aspetti in modo armonioso. Ecco alcuni consigli su come bilanciare efficacemente esercizio e alimentazione:

1. Nutrimento Pre-Allenamento:

- Mangia un piccolo spuntino o un pasto leggero 1-2 ore prima dell'esercizio per avere energia sufficiente. Questo potrebbe includere carboidrati complessi e una fonte di proteine, come una banana con burro di arachidi o uno yogurt greco con frutta.

2. Idratazione:

- Mantieni una buona idratazione prima, durante e dopo l'esercizio. L'acqua è generalmente sufficiente per la maggior parte degli allenamenti, ma per attività più lunghe o intense, potresti considerare una bevanda per sportivi per reintegrare elettroliti.

3. Recupero Post-Allenamento:

- Dopo l'esercizio, è importante mangiare entro 45 minuti per aiutare il recupero muscolare. Un pasto o uno spuntino che include proteine e carboidrati, come un frullato di proteine o una fetta di pane integrale con fettine di tacchino, è ideale.

4. Adattare l'Apporto Calorico:

- Se sei molto attivo, potrebbe essere necessario aumentare l'apporto calorico per compensare l'energia bruciata durante l'esercizio. Assicurati che queste calorie aggiuntive provengano da alimenti nutrienti.

5. Ascoltare il Proprio Corpo:

- Presta attenzione a come il tuo corpo risponde all'allenamento e all'alimentazione. Se ti senti stanco o debilitato, potresti aver bisogno di più nutrienti o di una maggiore varietà nel tuo regime alimentare.

6. Evitare Dieta e Allenamenti Estremi:

- Evita di combinare una dieta estremamente a basso contenuto calorico con allenamenti ad alta intensità, poiché ciò può essere controproducente e potenzialmente dannoso per la tua salute.

7. Consulenza Professionale:

- Considera di consultare un nutrizionista o un personal trainer, specialmente se hai esigenze specifiche o obiettivi di fitness. Possono aiutarti a creare un piano integrato che bilanci esercizio e alimentazione in modo efficace.

Nel prossimo capitolo, parleremo della sostenibilità di una dieta a basso contenuto calorico e di come mantenerla nel tempo, affrontando anche le sfide di gestire le occasioni speciali e le uscite sociali.

Capitolo 7: Sostenibilità e Dieta a Lungo Termine

Come Mantenere la Dieta nel Tempo

Mantenere una dieta a basso contenuto calorico a lungo termine è tanto una questione di sostenibilità quanto di efficacia. È importante trovare un equilibrio che ti permetta di godere della vita pur rispettando i tuoi obiettivi di salute e benessere. Ecco alcuni consigli per mantenere la tua dieta nel tempo:

1. Adotta un Approccio Flessibile:

- Considera la tua dieta a basso contenuto calorico come un percorso flessibile piuttosto che un insieme rigido di regole. Essere troppo restrittivi può portare a frustrazione e fallimenti.

- Permettiti occasionalmente qualche indulgenza controllata per evitare la sensazione di privazione.

2. Cambiamento di Mentalità:

- Vedi questa dieta come parte di un cambiamento di stile di vita più ampio, piuttosto che come una soluzione rapida o temporanea.

- Concentrati sui benefici per la salute e sul benessere generale piuttosto che solo sulla perdita di peso.

3. Apprendimento Continuo:

- Continua ad educarti sulla nutrizione e su come diversi alimenti influenzano il tuo corpo. Questa conoscenza può aiutarti a fare scelte alimentari consapevoli.

4. Ascolta il Tuo Corpo:

- Ascolta i segnali del tuo corpo e adatta la tua dieta di conseguenza. Se ti senti stanco, affamato o insoddisfatto, potrebbe essere necessario regolare il tuo apporto calorico o la tua ripartizione di macronutrienti.

5. Preparazione e Pianificazione:

- Continua a pianificare i tuoi pasti e a preparare cibo sano in anticipo. Questo può aiutarti a rimanere in pista, soprattutto durante i periodi impegnativi.

6. Sviluppa Strategie di Gestione:

- Sviluppa strategie per gestire le tentazioni e i momenti di stress senza ricorrere al cibo. Questo potrebbe includere tecniche di rilassamento, hobby o attività fisica.

7. Supporto Sociale:

- Cerca il supporto di amici, familiari o gruppi che condividono obiettivi simili. Essere circondati da una comunità di supporto può fare una grande differenza.

8. Celebrare i Successi:

- Riconosci e celebra i tuoi successi, grandi o piccoli. Questo può essere un potente motivatore per continuare.

Gestire le Occasioni Speciali e le Uscite

Occasioni speciali, eventi sociali e uscite al ristorante possono rappresentare una sfida per chi segue una dieta a basso contenuto calorico. Tuttavia, con un po' di pianificazione e alcune strategie intelligenti, è possibile godersi questi momenti mantenendo i tuoi obiettivi di salute. Ecco come farlo:

1. Pianificare in Anticipo:

- Se sai che parteciperai a un evento, pianifica in anticipo. Se possibile, controlla il menu del ristorante in anticipo e scegli opzioni più salutari.

- Considera di mangiare uno spuntino sano prima dell'evento per evitare di arrivare affamato e di fare scelte impulsive.

2. Porta il Tuo Contributo:

- Quando partecipi a un potluck o a un evento, porta un piatto che tu stesso possa mangiare senza preoccupazioni. In questo modo, avrai almeno una scelta salutare disponibile.

3. Controllo delle Porzioni:

- Durante gli eventi, fai attenzione alle porzioni. È possibile provare diversi piatti, ma in quantità ridotte.

- Evita di riempire il piatto più volte; una sola porzione di ciascun alimento è generalmente sufficiente.

4. Bevande Alcoliche e Analcoliche:

- Sii consapevole del consumo di bevande alcoliche e zuccherate, che possono aggiungere molte calorie in più. Opta per acqua, acqua frizzante o bevande alcoliche a basso contenuto calorico.

- Considera di limitarti a un bicchiere di vino o a un cocktail semplice se desideri bere alcol.

5. Goditi il Momento:

- Ricorda che l'occasione speciale non è solo sul cibo. Goditi la compagnia, l'ambiente e l'esperienza complessiva.

- Non sentirti in colpa per piccoli strappi alla regola; ciò che conta è l'aderenza generale alla tua dieta nel tempo.

6. Rimettersi in Carreggiata:

- Se ti sei concesso qualche libertà in più, ricorda che puoi sempre rimetterti in carreggiata il giorno successivo. Non lasciare che una piccola deviazione diventi una scusa per abbandonare completamente i tuoi obiettivi.

7. Comunicazione:

- Non aver paura di comunicare le tue esigenze alimentari quando sei invitato a un evento. Molte persone sono comprensive e disposte ad accomodare le richieste.

8. Mantieni una Prospettiva Equilibrata:

- Una dieta a basso contenuto calorico è uno stile di vita, non una prigione. È importante trovare un equilibrio tra mantenere i tuoi obiettivi di salute e goderti la vita.

Ascoltare il Proprio Corpo

Ascoltare il proprio corpo è un aspetto fondamentale per mantenere una dieta a basso contenuto calorico a lungo termine. La consapevolezza del corpo e il riconoscimento dei suoi segnali possono aiutarti a regolare la tua alimentazione in base alle tue esigenze specifiche. Ecco alcuni modi per ascoltare e interpretare i segnali del tuo corpo:

1. Identifica la Fame Reale:

- Impara a distinguere la fame fisica da quella emotiva o abitudinaria. La fame reale è accompagnata da segnali fisici, come lo stomaco che brontola, mentre la fame emotiva è spesso innescata da stati d'animo.

2. Sazietà e Soddisfazione:

- Durante i pasti, fai attenzione a come ti senti. Mangia lentamente e fai pause per valutare se sei sazio. Smettere di mangiare quando ti senti confortevolmente pieno può aiutarti a mantenere l'equilibrio calorico.

3. Rispondi ai Segnali del Corpo:

- Se ti senti costantemente affamato o stanco, potrebbe essere un segnale che non stai consumando abbastanza calorie o nutrienti. In questo caso, potrebbe essere necessario regolare la tua dieta.

4. Monitora il Tuo Livello di Energia:

- La tua energia generale è un buon indicatore della qualità della tua dieta. Se ti senti regolarmente energico e attivo, è probabile che la tua alimentazione sia adeguata. Se invece sei spesso stanco, potrebbe essere necessario apportare alcune modifiche.

5. Ascolta il Tuo Corpo Durante l'Esercizio:

- Durante l'attività fisica, presta attenzione a come si sente il tuo corpo. Se manchi di energia o hai difficoltà a completare i tuoi allenamenti, potresti aver bisogno di più nutrienti, specialmente carboidrati.

6. Attenzione ai Cambiamenti Fisici:

- Osserva eventuali cambiamenti fisici, come perdita di capelli, pelle secca, o affaticamento. Questi possono essere segnali di carenze nutrizionali.

7. Check-up Medici Regolari:

- Sottoporsi a check-up medici regolari può aiutare a individuare eventuali problemi nutrizionali o di salute in anticipo. Parla con il tuo medico dei tuoi piani dietetici e di esercizio fisico.

8. Flessibilità e Adattamento:

- Sii flessibile e pronto ad adattare la tua dieta alle tue esigenze in evoluzione. Ciò che funziona ora potrebbe dover essere modificato in futuro.

Ricorda, ogni corpo è unico e ciò che funziona per una persona potrebbe non essere adatto per un'altra.

Conclusione

Riepilogo e Riflessioni Finali

Mentre ci avviciniamo alla fine di questo libro, è importante riflettere su ciò che abbiamo esplorato e su come puoi applicare queste conoscenze nella tua vita quotidiana. La dieta a basso contenuto calorico, accompagnata da una regolare attività fisica, non è solo un percorso verso la perdita di peso o il miglioramento della forma fisica, ma è un viaggio verso una salute globale e un benessere duraturo.

1. La Dieta come Stile di Vita:

- Ricorda che adottare una dieta a basso contenuto calorico è più di una semplice serie di restrizioni alimentari; è un cambiamento dello stile di vita che promuove una maggiore consapevolezza di ciò che mangi e di come ti alimenti influenzi il tuo corpo e la tua mente.

2. Bilanciamento e Moderazione:

- La chiave per mantenere questa dieta nel tempo è il bilanciamento e la moderazione. È importante trovare un equilibrio che ti permetta di godere della vita pur rispettando i tuoi obiettivi di salute.

3. Ascoltare il Proprio Corpo:

- Ascoltare e rispondere ai segnali del tuo corpo è fondamentale. Adattare la tua alimentazione e il tuo esercizio fisico alle tue esigenze personali ti aiuterà a mantenere questo stile di vita a lungo termine.

4. Supporto e Comunità:

- Non sottovalutare l'importanza del supporto sociale. Condividere i tuoi traguardi e le tue sfide con amici, familiari o gruppi di supporto può fornire la motivazione e l'incoraggiamento necessari per continuare.

5. Celebra ogni Passo:

- Ogni passo verso un'alimentazione più sana è un successo. Celebrare i piccoli traguardi lungo il cammino può aumentare la tua autostima e rafforzare il tuo impegno.

6. Prossimi Passi e Crescita Continua:

- Vedi questo come l'inizio di un percorso di crescita e apprendimento continui. Continua a informarti, sperimentare e adattare il tuo approccio a man mano che procedi.

7. Salute e Felicità:

- Infine, ricorda che l'obiettivo ultimo è la tua salute e felicità. Una dieta a basso contenuto calorico dovrebbe arricchire la tua vita, non diventare un peso.

Con queste riflessioni finali, chiudiamo il nostro viaggio insieme. Ti auguro il meglio nel tuo percorso verso una vita più sana e soddisfacente. Ricorda, il cambiamento inizia con un piccolo passo, e sei già sulla strada giusta.

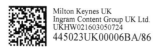